LA FUMEE QUI ETOUFFE : COMPRENDRE ET VAINCRE L'ADDICTION AU TABAC

Sommaire

30 Bonnes Raisons Pour Arrêter de Fumer

1. Pensez à ceux qui prennent soin de vous et qui vous aime beaucoup.

2. Le tabac et la fumée de tabac sont les meilleurs amis du cancer.

3. Le tabagisme augmente le risque de maladie pulmonaire obstructive chronique.

4. Il y a plus de preuves que le tabagisme peut conduire à la DMLA (dégénérescence maculaire liée à l'âge), une affection dégénérative survenant à l'arrière de l'œil entraînant la cécité

5. Il existe un risque accru de développer des cataractes.

6. Les fumeurs peuvent développer des complications dans la maladie diverticulaire.

7. Fumer diminue les fonctions immunitaires de l'organisme.

8. Le tabac contribue à la sinusite chronique.

9. Fumer, mâcher ou chiquer du tabac aggrave les maladies des gencives.

10. Le tabac peut causer l'éclatement des hémorroïdes.

11. Les fumeurs accrocs (plus de 20 cigarettes par jour), sont 13 fois plus susceptibles de développer une polyarthrite rhumatoïde que les non-fumeurs.

12. Les femmes qui fument pendant la grossesse augmentent les risques que leurs enfants ont de développer l'autisme.

13. Le tabac, comme l'alcool, le café et les boissons gazeuses sont connus pour avoir des effets négatifs sur la sécrétion de l'œstrogène, une hormone féminine. L'œstrogène est lié à la solidité des os.

14. La nicotine est aussi addictive que la cocaïne ou l'héroïne.

15. Les cigares, comme les cigarettes contiennent de la nicotine. L'usage du cigare n'est pas moins dangereux que les cigarettes. Les cigares sont une source majeure de fumée passive, qui contient plus de 4000 produits chimiques pour lesquels 200 sont des poisons et 63 provoquent des cancers.

16. Il est stupide de penser que fumer sans avaler n'est pas dangereux, parce que la fumée pénètre encore dans l'organisme par la bouche, le nez et la peau.

17. Pourquoi prendre tous ces risques pour la santé ? Qu'y a-t-il à gagner ?

18. Fumer fait vieillir la peau plus rapidement.

19. Fumer augmente l'acidité gastrique qui peut irriter la muqueuse gastrique.

20. Tandis que vous appréciez fumer, vous obligez ceux qui vous entourent, à respirer ce qui est nuisible.

21. Les enfants exposés à la fumée passive sont plus susceptibles de développer des infections chroniques de l'oreille.

22. Une équipe de chercheurs du "Cancer Center" de l'Université du Minnesota a détecté des composants cancérogènes dans l'urine des bébés qui étaient en exposition constante à la fumée de tabac ambiante (FTA). Cette constatation appuie l'idée que l'exposition à la FTA

persistante peut contribuer au développement d'un cancer plus tard dans la vie.

23. Une étude menée par le "British Institute of Psychiatry" a confirmé que le tabagisme peut, plus tard dans la vie, provoquer le déclin mental. Les chercheurs ont constaté que les fumeurs sont 4 fois plus susceptibles de connaître un déclin intellectuel important que les non-fumeurs. Les critères utilisés pour cette évaluation, était similaire à ceux utilisés pour le dépistage de la démence et la maladie d'Alzheimer.

24. Votre sens de l'odorat deviendra meilleur.

25. Coûteux. Pourquoi ne pas économiser l'argent des cigarettes ? Il doit sûrement y avoir des meilleures façons de le dépenser.

26. Si ce n'est pas le moment d'arrêter, alors vous préférez quand ?

27. Pensez à votre bien-être.

28. Arrêter de fumer est un cadeau précieux et utile, que vous pouvez faire, à vous et aux personnes qui vous aiment.

29. Donnez le bon exemple aux enfants.

30. Oubliez le nombre de fois où vous avez échoué, ne vous découragez pas. C'est le succès que vous ne devez pas oublier.

Ce ne sont là qu'une trentaine de raisons parmi tant d'autres !

Les Avantages de l'Arrêt du Tabac et les Inconvénients du Tabagisme

Près de 1.000 Américains meurent chaque jour de diverses causes du tabagisme !

Le nombre de décès associés à la consommation de tabac était estimé en 1995 à **548.000** par an dans l'Union Européenne, et à **60.000** en France, soit plus d'un décès sur neuf. Selon une première estimation de l'Académie de Médecine, 2.500 à 3.000 décès supplémentaires seraient attribuable au tabagisme passif. Les deux tiers de ces décès surviennent avant 65 ans. Il a été estimé qu'un fumeur régulier sur deux ayant commencé à fumer à l'adolescence, mourra d'une cause associée au tabac, dont la moitié avant 69 ans.

Plus de 4000 substances chimiques ont été identifiés dans la fumée du tabac, dont au moins 43 causent des cancers chez les humains et les animaux.

Le tabagisme est la cause de nombreux problèmes de santé, de l'incapacité et la mort à travers un large spectre, y compris les maladies cardiaques, le cancer et les maladies pulmonaires chroniques.

Aux États-Unis, une personne sur cinq meurt à cause du tabagisme. Il est maintenant, clair que le tabagisme est l'une des causes principales de décès. Si vous fumez, alors vous augmentez également vos risques de maladies qui finiront par la mort.

Les principales maladies dues au tabac sont les maladies coronariennes, le cancer du poumon, le cancer de la bouche et du larynx et d'autres graves problèmes en ce qui concerne la gorge, la vessie, les reins et le pancréas. La plupart des maladies sont si graves qu'il n'existe pas de traitements. La gangrène sévère a été constatée chez les patients diabétiques, qui fument beaucoup.

Dans le Monde, plus de 5 millions de décès sont attribués au tabac chaque année. En France et par an, plus de 65 000 de décès sont attribués au tabac. Plus de 30.000 décès par cancer sont attribués au tabac, soit plus d'un quart des décès par cancer.

- 85% des décès par cancer bronchique.

- 54 à 87% des décès par cancer des voies aéro-digestives supérieures.

- 40% des décès par cancer de la vessie.

- 30% des décès par cancer du pancréas.

Maintenant, vous devez arrêter de fumer immédiatement ! Ne croyez pas qu'il vous soit impossible d'arrêter, car beaucoup de fumeurs accrocs, ont réussi à arrêter de fumer. La seule chose dont vous avez besoin est la détermination. Et croyez-moi, une fois votre objectif atteint, vous serez heureux et satisfaits.

Suivez ces Règles et Voyez les Résultats

Premièrement, vous devez avoir la ferme volonté d'abandonner cette mauvaise habitude. Lorsque vous êtes déterminé avec fermeté, définissez une date. Or, à partir de cette date, vous serez fermement déterminé à ne plus touchez une cigarette.

Pour un fumeur, le tabagisme est un élément essentiel de sa vie quotidienne. Maintenant, que vous avez décidé d'arrêter de fumer, pensez à remplacer par autre chose, les moments où vous fumez.

Quand la date définie est proche, essayer de minimiser la consommation de cigarettes et les conditions dans lesquelles vous fumez.

Essayez de vous concentrer sur les avantages de l'arrêt de la cigarette. Vous constaterez qu'arrêter de fumer a beaucoup plus d'avantages que de fumer. En arrêtant de fumer, vous réduisez considérablement les risques de maladies cardiaques, les cancers et autres maladies mortelles. Vous ne vous fatiguerez plus aussi facilement, vous aurez plus d'endurance. Vous aurez aussi plus de résistance contre la toux, le rhume et la grippe.

Arrêter de fumer vous permettra aussi d'économiser l'argent qui vous brûlait et détruisait votre santé. Mettez tout l'argent que vous consacrez à la cigarette dans un bocal en verre et à la fin du mois, voyez ce que c'est agréable de regarder à travers le bocal.

Dans les phases initiales, la nicotine va vous montrer ses effets. Il vous sera presque impossible de gérer cette tentation. Cependant, essayez de détourner vos pensées. Vous devrez également peut-être faire face à beaucoup de problèmes tels que des maux de tête, irritations et toux. Ce sont là des signes positifs. Pour les éviter, buvez de l'eau, assurez-vous d'avoir les mains et la bouche occupée. N'abandonnez pas à cause de ces signes, car ils vont se dissiper avec le temps.

Durant les phases initiales, vous allez peut-être vous sentir anxieux. Pour vous débarrasser de l'anxiété ne prenez pas de boissons avec de la caféine, respirez profondément et allez marcher. La meilleure façon de traiter le problème est de commencer à pratiquer des exercices.

La quantité de monoxyde de carbone dans votre sang va diminuée et s'en suivra une augmentation considérable d'oxygène. Vous retrouverez vite une peau plus rosée, mieux oxygénée et plus claire.

Vos battements cardiaques seront normaux et vos poumons redeviendront plus clairs. Votre risque de crise cardiaque diminuera graduellement, si vous ne fumez pas pendant un an ou deux.

Pour rendre l'arrêt plus intéressant, trouvez un ami, lui aussi intéressé de se débarrasser de la cigarette. A deux, on peut faire des merveilles. Essayer toujours d'éviter les endroits qui encouragent le tabagisme. Après avoir arrêté la cigarette, 1/3 des gens prennent un peu de poids, pour éviter cela, optez pour un programme d'exercice, mangez des aliments sains et améliorez votre mode de vie.

Certains substituts de nicotine peuvent être dangereux, ils ne doivent pas être pris sans l'avis de votre médecin. Par exemple, les chewing-gums à la nicotine, les inhalateurs de nicotine et les sprays nasals à la nicotine. Ces médicaments sont certainement utiles pour aider à arrêter de fumer.

Une fois que vous aurez atteint votre objectif, il sera l'heure de la récompense. Ouvrez le bocal de verre et voyez l'argent que vous avez économisé.

Bien souvent, après avoir arrêté, beaucoup de gens recommencent à fumer. Ne pensez pas que vos efforts ont été gaspillés, vous devez reconsidérer les avantages de ne pas fumer et recommencer à suivre la même voie pour ne plus fumer. La meilleure des choses à faire pour arrêter de fumer est la foi en soi. Ayez confiance en vous et vous pourrez atteindre l'inatteignable.

Un Besoin de Volonté Pour Arrêter de Fumer

Les fumeurs veulent arrêter de fumer et attendent avec impatience cette journée favorable. Mais cesser de fumer reste impossible et le tabagisme devient insupportable. Ils essaient puis de nouveau retombent dans la même dépendance. Ils veulent réussir mais là encore, se retrouvent au même point d'où ils ont commencé leur expédition pour une bonne cause.

Cela ne se produit pas avec un ou deux fumeurs. Il s'agit du cas de quasiment tous les fumeurs. Ils essaient d'arrêter, mais sont incapables à cause de leur amour pour la nicotine. La nicotine est une drogue mortelle, mais le vice est très puissant. Des milliers de gens tentent avec succès d'échapper à son emprise et beaucoup réussissent. Ce sont les mêmes qui une fois, ont pensé qu'ils ne seraient pas capables d'arrêter. Ils ont enfin gagné contre le mal et ont transformé leur rêve en réalité. Leur détermination a fonctionné pour eux.

Vous Pouvez Aussi Suivre Leurs Traces

Vous devez respecter votre engagement pour vos proches et pour vous-même. La première étape est de faire quelques changements dans votre façon de penser. Soyez optimiste sur la façon dont votre vie va changer. Les activités que vous avez associées à l'habitude du tabac ont besoin de quelques modifications.

Vous devez associer un bon raisonnement à la cause de l'abandon du tabac et vous devez réfléchir aux bonnes conséquences qui vont suivre. Vous devez être mentalement et émotionnellement fort, pour échapper à ce danger mortel.

Si vous avez une bonne condition mentale, alors vous pouvez certainement respecter l'engagement que vous prenez. Les gens ont généralement peur des effets du sevrage sans penser aux avantages à long terme. Ils ne pensent jamais aux plaisirs, au confort et aux joies qu'ils auront après l'arrêt de la cigarette. Ces sentiments existent au niveau subconscient. Les études disent que nous éprouvons 60.000 pensées par jour. Malheureusement la plupart des gens font plutôt place à des pensées négatives.

Vous devez noter ce que vous pensez du tabagisme et de l'arrêt de la cigarette. Tout le monde en général, y compris les fumeurs, sont contre le tabagisme. Les choses ne vont commencer à fonctionner efficacement que si vous commencez à appliquer ce que vous dites plutôt que ce que vous ressentez.

L'Abandon de la Cigarette Peut-il Être un Bonheur ?

Nous nous demandons toujours ce qui se passera après avoir abandonné de mauvaises habitudes ? Analysons en profondeur le cas du tabagisme :

Que se passe-t-il après 20 minutes d'arrêt ?

Fumer augmente toujours la pression artérielle, ce qui est nocif pour le cœur car elle augmente le risque de crise cardiaque. Mais à la minute où nous renonçons à cette habitude, le risque diminue et la pression artérielle redevient normale.

Après 8 heures d'arrêt :

La quantité de nicotine et de monoxyde de carbone dans le sang diminue de moitié et l'oxygénation des cellules redevient normale. Le monoxyde de carbone est l'un des principaux polluants qui produisent des effets néfastes sur la santé et les fonctions cognitives et l'oxygène sont deux choses essentielles nécessaires à notre survie.

Un taux élevé de monoxyde de carbone dans les poumons entraine de sérieux problèmes. Nous augmentons notre niveau d'énergie avec le passage d'oxygène due à la baisse du taux de monoxyde de carbone quand nous arrêtons de fumer.

Analysons maintenant ce qui se passe après 24 heures d'arrêt :

Ne pas fumer pendant 24 heures est pour les fumeurs accrocs, un merveilleux de départ qui leur fournit plus d'énergie, moins de fatigue après l'effort et une récupération plus rapide. Les risques d'infarctus du myocarde commencent à diminuer. Le monoxyde de carbone est éliminé et n'est plus détectable dans le corps

Après 48 heures d'arrêt :

Après 48 heures d'arrêt, on ne retrouve plus de nicotine dans le sang.

Après 2 semaines d'arrêt :

Après 2 semaines d'arrêt, le gout des aliments revient et la peau redevient plus claire.

Qu'est-ce qui se passe après 2-22 semaines d'arrêt ?

On se débarrasse de la mauvaise circulation du sang et de nombreux d'autres problèmes comme la cicatrisation lente de la peau, des pieds froids, de la maladie de Raynaud et la maladie vasculaire périphérique.

Qu'est-ce qui se passe après 1 an d'arrêt ?

Arrêter de fumer pendant 1 an réduit les risques de crise cardiaque de moitié.

Après 10 ans ?

Après avoir minimiser le risque de crise cardiaque avec notre bonne habitude, le risque de cancer du poumon est réduit de moitié.

Après 15 ans ?

Après cette période, la personne qui jadis allumait cigarette sur cigarette, mène une vie saine comme une personne normale qui n'a jamais fumé.

Arrêter de Fumer avec l'Acupuncture

L'acupuncture nous vient de la médecine traditionnelle chinoise, elle consiste à planter de fines aiguilles à divers endroits précis du corps dans un but thérapeutique.

Évidemment, chaque aiguille doit être stérile et ne doit pas être utilisée plus d'une fois pour ne pas risquer de contamination.

De nombreux témoignages attestent de l'efficacité de cette méthode.

Toutefois, cette méthode semble avoir de moins en moins d'adeptes.

Une chose est sûre, l'acupuncture aide à rester calme pendant le processus d'arrêt du tabac.

Arrêter de Fumer Avec l'Aromathérapie

L'aromathérapie est l'utilisation d'extraits aromatiques de plantes (huiles essentielles) à des fins médicales.

Nous n'allons pas en dire plus sur l'utilisation de l'aromathérapie pour arrêter de fumer.

Quoi qu'il en soit, vous devriez consulter un aromathérapeute avant de commencer tout traitement par les huiles essentielles. Ces dernières pouvant être toxiques si elles sont mal utilisées.

Arrêter de Fumer Avec l'Aide de l'Aqua-Thérapie

Comme on a l'habitude de dire, c'est plus facile à dire qu'à faire. De même qu'il est facile d'avertir quelqu'un qui fume, ou de lui dire d'arrêter de fumer. Demandez à quelqu'un qui a arrêté de fumer, combien il lui a été difficile. Avec sa réponse vous allez comprendre l'effort presque surhumain qu'il faut déployer pour abandonner cette habitude.

L'envie de fumer une cigarette est toujours présente chez les gens qui ont déjà cessé de fumer. Les personnes qui ont cessé de fumer pendant des années reconnaissent avoir ces envies de fumer occasionnelles.

Malheureusement, beaucoup de personnes ayant réussi à arrêter de fumer, se remettre à fumer simplement parce qu'elles n'ont pas résisté à la tentation de fumer une cigarette occasionnelle offerte par un ami. Une personne qui a arrêté de fumer, n'a aucune raison de revenir à la case départ. Ces envies occasionnelles doivent être contrôlées.

Heureusement, les fumeurs peuvent, pour résoudre ce problème, opter pour une solution très simple et peu coûteuse. L'eau peut aider à couper leur envie de fumer. La bonne nouvelle est qu'elle aide à arrêter de fumer pendant les premières semaines. Les gens qui ont fumé pendant longtemps, sont dépendants de la nicotine, une drogue forte.

Quand une personne arrête de fumer ou se trouve dans le processus de l'abandon du tabac, le corps éprouve l'envie de la nicotine, il est habitué à l'avoir sur une base quotidienne. La nicotine doit être éliminée de l'organisme, l'eau peut le faire et plutôt de manière efficace. Plus le corps consomme d'eau, plus il élimine les toxines.

Une personne qui a cette forte envie de fumer devrait doubler sa consommation d'eau. Le plus efficace est de réduire progressivement le nombre de cigarettes jours après jours. De cette façon, le corps s'habitue progressivement à une moindre dose de nicotine. L'arrêt soudain bouleverse l'organisme et le manque qui en résulte peut créer davantage de symptômes de sevrage. Les maux de tête sont l'un des symptômes les plus courants.

Si vous avez arrêté de fumer, mais que vous avez cédé à l'envie, ne vous sentez pas coupable. Tout ce qu'il faut faire, c'est avaler 3 ou 4 verres d'eau pour éliminer les toxines que vous avez introduit dans l'organisme. Prenez la décision de ne pas céder de nouveau à l'envie et lorsqu'elle resurgit, au lieu de cela, buvez quelques verres d'eau et souvenez-vous de ne plus introduire de toxines dans votre organisme.

Arrêter de Fumer Avec l'Hypnose - Le Meilleur Moyen

Vous êtes un fumeur qui connaissez les vrais dangers de la cigarette pour la santé et qui souhaitez arrêter de fumer à n'importe quel prix, ne vous inquiétez pas. Vous avez plusieurs options. Nous savons tous que fumer n'est rien d'autre que la dépendance à la nicotine. Il existe différentes pilules ou patchs nicotiniques, ces substituts de nicotine sont très utiles pour arrêter de fumer. A part ces substituts, il existe d'autres options pour vous libérer de la dépendance de la nicotine, l'une d'entre elles est hypnose !

La plupart des fumeurs arrêtent de fumer pendant un certain temps avec l'utilisation de ces substituts. Mais beaucoup recommencent à fumer. La raison est qu'ils sont conscients d'utiliser un substitut. Cela signifie qu'ils ont toujours été conscients que fumer leur rapporte quelque chose. Ainsi, le désir de fumer existe encore en eux. En contrepartie, l'hypnose change complètement l'attitude du fumeur à l'égard du tabagisme. Elle met un terme à la volonté interne du fumeur. Une fois que le fumeur met un terme à son désir intérieur de fumer, alors il ne reprendra plus jamais la cigarette.

Si vous êtes soucieux de votre santé alors vous pouvez comprendre l'importance de l'hypnose, par rapport aux substituts de nicotine. Vous voulez arrêter de fumer, parce que vous voulez que votre corps redevienne sain, exempt de toutes sortes de toxines. Cependant, avec la consommation de ces substituts, vous introduisez toujours de la nicotine dans votre organisme. Veuillez donc considérer l'hypnose, plutôt que les substituts.

Le délai pour arrêter de fumer par l'intermédiaire de l'hypnose, est bien plus court qu'avec les pilules de remplacement. Vous seriez étonné de savoir que l'hypnose ne prend qu'une heure ou même moins pour vous faire arrêter de fumer complètement, tandis qu'avec les substituts, il faudra plusieurs semaines.

Enfin, le taux de réussite de l'hypnose sur les fumeurs qui veulent être non-fumeurs est de 70-80%. Tandis que le taux de réussite des fumeurs qui prennent des substituts de nicotine est de 50-60%. La cause de ce faible taux de réussite est la conscience intérieure de l'utilisateur "je veux fumer, donc je dois substituer." Cependant, l'hypnose met un terme à cette conscience intérieure du fumeur, qui ne ressent plus jamais le désir de fumer.

Thérapies Après l'Arrêt

La confiance en soi est votre principal moteur dans votre lutte contre le tabagisme. Nous nous adressons ici aux gens ayant un faible niveau de confiance en soi, et qui par conséquent ont besoin d'une thérapie externe pour arrêter de fumer, à la fois avant et après. Vous devez vous concentrer pour augmenter votre niveau de motivation.

L'hypnose

C'est l'une des plus anciennes méthodes de traitement connus des civilisations passées. C'est principalement en Chine, au Tibet et en Inde, que les gens avaient l'habitude de se concentrer sur la guérison en se basant sur le niveau d'énergie interne. De l'énergie externe sous forme de rayons cosmiques était infusée dans les individus pour surmonter la maladie physique.

L'hypnose est le traitement qui prévaut pour la plupart des dépendances que les gens ont depuis longtemps. Elle élimine non seulement le caractère indispensable de la dépendance, mais contribue aussi à atténuer l'angoisse mentale. Une thérapie d'hypnose évalue votre niveau de sensibilité et détermine en conséquence le niveau du traitement requis. Cette thérapie est aujourd'hui devenue populaire même dans les pays occidentaux.

La méditation

C'est l'une des méthodes les plus profondes dans la médecine alternative d'aujourd'hui ayant été utilisé par les civilisations antiques en Chine ou en Inde. Aujourd'hui, l'authenticité de la méditation est révélée par les États-Unis et les Royaume-Uni, où la méditation est la technique la plus efficace pour traiter les problèmes en relation avec le stress.

La méditation a été utilisée par des gourous antiques, avec laquelle ils formaient un lien avec Dieu. Aujourd'hui, elle est utilisée pour vous détendre de l'angoisse ainsi que pour augmenter votre niveau de concentration. Fumer vous rend plus sensibles à l'émotion due aux effets durables de la nicotine qui actionne le système nerveux central. La recherche scientifique recommande la méditation pour tous les professionnels.

Une équipe de recherche médicale a prouvé que la méditation est une des meilleures méthodes pour augmenter le niveau de motivation, de confiance en soi et de volonté - les trois forces principales qui vous aident à vous battre pour arrêter de fumer.

Conseils Utiles Pour Vous Aider à Vous Débarrasser de la Cigarette

- Construisez une forte croyance et combinez-la à une forte volonté d'arrêter de fumer. Voyez l'arrêt du tabac comme un des défis les plus difficiles de votre vie.

- Élaborez un plan et prenez une décision tout de suite pour agir en conséquence.

- Notez les raisons pour lesquelles vous voulez arrêter de fumer (avantages), avoir plus de santé et vivre plus longtemps est de loin la meilleure, pour votre famille, pour l'argent, avoir une meilleure odeur pour trouver une partenaire plus facilement, etc. Vous savez très bien que fumer tue, et vous savez aussi ce que vous obtiendrez en arrêtant de fumer. Ecrivez tout ça sur un papier (ex : Je vais arrêter de fumer parce que...) et relisez tous les jours. L'autosuggestion fonctionne très bien.

- Expliquez à votre famille et à vos amis, votre décision d'arrêter. Dites-leur que dans un avenir très proche, vous risquez de devenir irritable, voir irrationnel, à cause de l'arrêt du tabac.

- Définissez une date pour arrêter de fumer et quand arrivera le jour, annoncez à votre entourage que vous dites adieu à la cigarette. Vous pouvez organiser une petite cérémonie lorsque vous fumez votre dernière cigarette. L'annoncer, vous motivera.

- Parlez à votre médecin de votre décision d'arrêter de fumer. Vous aurez un soutien sans réserve de l'ensemble du corps médical.

- Un programme d'exercice quotidien vous aidera à évacuer le stress et à réparer les dommages causés par le tabac pendant des années. Vous pouvez peut-être commencer par marcher une ou deux fois par jour. Vous pouvez également envisager certaines activités plus physiques 3 à 4 fois par semaine. Consultez votre médecin avant de commencer tout programme d'exercice.

- Pratiquez une respiration profonde tous les jours 3 à 5 minutes, inspirez par le nez lentement et retenez votre souffle pendant quelques secondes, puis expirez lentement par la bouche.

- Commencez à visualiser votre vie en tant que non-fumeur. Fermez les yeux et imaginez-vous refuser les cigarettes que l'on vous offre, etc. Une visualisation puissante fonctionne tout comme l'autosuggestion.

- Diminuez votre consommation de cigarettes progressivement (jusqu'à la date définie). Ce scénario exige un plan sur papier pour savoir combien de cigarettes vous fumez aujourd'hui et de combien vous allez diminuer demain, etc. N'achetez qu'un paquet à la fois.

- Si vous sentez que vous pouvez prendre la ferme décision d'arrêter de fumer brusquement, alors il est inutile d'essayer d'arrêter progressivement. Vous êtes le seul juge, abandonner brusquement ou abandonner progressivement.

- Essayez de trouver un autre fumeur qui essaie aussi d'arrêter de fumer et aidez-vous l'un à l'autre. Quand deux personnes ont la même vision, tout devient plus facile.

- Si vous avez défini un plan pour arrêter de fumer, célébrez chaque étape avec votre famille ou des amis.

- Buvez beaucoup d'eau pour éliminer les toxines de votre organisme.

- Eviter les facteurs déclencheurs, comme par exemple, vous rendre dans des lieux où vous risquez d'être en contact avec des fumeurs.

Lutter Contre l'Envie de Fumer

-Il existe différents moyens qui permettent de contrôler le tabagisme.

- Distrayez-vous avec des films comiques, rire fait du bien et calme les envies.

- Rire diminue les sensations de douleurs, optimise les fonctions cognitives de l'organisme, améliore l'immunité, réduit les risques de maladies cardiovasculaires et lutte contre le stress et la dépression.

- Evitez les routines quotidiennes autant que possible. Changez de temps en temps.

- Ajoutez le vélo, la respiration profonde et la natation dans vos exercices.

- Ecoutez de la musique classique et des enregistrements de sons de la nature. Ecoutez calmement et concentrez votre attention sur quelque chose qui vous déstresse.

- Essayez de parler de sujets autres que le tabagisme.

- Essayez de prendre des vacances à la montagne.

- Promenez-vous dans des endroits paisibles, parc, plage, forêt, etc.

- Soyez optimiste et évitez la tentation. Prenez des cours de voile, de peinture, de yoga.

- Aidez les personnes dans le besoin en vous impliquant dans des activités sociales ou culturelles.

- Faites-vous de nouveaux amis et soyez reconnaissant de votre bonheur.

- Prenez des bains chauds avec des huiles telles que la lavande.

- Trop de café peut être dangereux.

- Si une tâche vous ennuie, essayez de la diviser en plusieurs étapes.

- Impliquez-vous dans des choses qui vous procurent un sentiment de détente et de bonheur.

Protégez Vos Enfants du Tabac

Des études ont prouvé que les adultes peuvent arrêter de fumer avec l'aide d'un conseiller et d'un médecin. Mais cette possibilité est pratiquement impossible avec les adolescents.

L'âge de l'adolescence est un âge où nous voulons faire chaque expérience, bonne ou mauvaise. Nos habitudes, comme le tabagisme, commencent à se former à ce stade. La plupart des fumeurs prennent la première bouffée pour faire bien avec les copains et plus tard, cela devient une habitude nuisible. Certaines mesures peuvent aider les parents à assurer la sécurité de leurs enfants.

En général, un enfant apprend d'après les habitudes de ses parents. Si vous êtes un fumeur alors la mesure principale doit être prise par vous. Libérez-vous de l'habitude de fumer et essayer de comprendre les mauvais effets du tabagisme face à vos enfants.

Si un enfant voit que ses parents ont de bonnes habitudes, telles que manger des aliments sains, plus il est susceptible de suivre ces bonnes habitudes. De même que s'il voit ses parents fumer, il prendra sûrement exemple sur eux. La seule explication verbale ne serait pas une aide. Vous devez mettre ce que vous dites en pratique.

Parlez à vos enfants. Vous pouvez commencer par leur expliquer les fonctions du cœur et des poumons et la gravité des habitudes qui nuisent à leurs bons fonctionnements. Insérez-leur une image mentale des résultats. Au lieu de vanter la cigarette, essayez de critiquer les acteurs qui fument dans les films et les programmes TV. Assurez-vous de le faire devant vos enfants.

Expliquez-leur les effets nocifs que le tabagisme entraîne, qu'il bloque la circulation sanguine, qu'il enlève le charme du visage, qu'il rend pâle. Essayez d'encourager les enfants à prendre de bonnes habitudes en leur parlant des bienfaits tels qu'avoir une peau saine, un corps actif, la forme physique.

Aidez vos enfants en vous impliquant dans les activités dans lesquelles ils sont intéressés. Un enfant doit apprendre à développer un point de vue optimiste envers la vie. Encouragez-les à se faire de bons amis et à ne pas se comporter en mauvaise compagnie.

Appréciez vos enfants sur leurs bonnes actions et ne négligez pas non plus de les gronder sur leurs mauvaises. Ne jugez pas pour eux. Vos enfants doivent être en mesure de juger entre le bien et le mal, être capables de dire non aux mauvaises habitudes lorsqu'arrive le temps de les essayer.

Passer du temps avec vos enfants. Tenez-vous au courant des activités de vos enfants. Parlez-leurs de sujets variés. Demandez-leurs comment ce sont passées leurs journées. Ayez du tact pour bien gérer vos enfants.

Conclusion

Quand bien même ce livre aurait mille pages, le simple fait de le lire ne vous ferait pas arrêter de fumer. Quel que soit la méthode, vous seul pouvez prendre la décision de démarrer une autre vie en arrêtant de fumer.

Bon courage